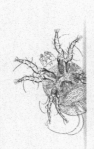

尘螨那些事儿

崔玉宝 著

U0226599

科学技术文献出版社
SCIENTIFIC AND TECHNICAL DOCUMENTATION PRESS
·北京·

图书在版编目（CIP）数据

尘螨那些事儿 / 崔玉宝著. —北京：科学技术文献出版社，2018.11
（2020.7重印）

ISBN 978-7-5189-4835-2

Ⅰ.①尘… Ⅱ.①崔… Ⅲ.①螨病—防治 Ⅳ.① R757.3

中国版本图书馆 CIP 数据核字（2018）第 223802 号

尘螨那些事儿

策划编辑：王黛君 责任编辑：吕海茹 责任校对：文 浩 责任出版：张志平

出 版 者	科学技术文献出版社	
地 址	北京市复兴路15号 邮编 100038	
编 务 部	（010）58882938，58882087（传真）	
发 行 部	（010）58882868，58882870（传真）	
邮 购 部	（010）58882873	
官 方 网 址	www.stdp.com.cn	
发 行 者	科学技术文献出版社发行 全国各地新华书店经销	
印 刷 者	北京虎彩文化传播有限公司	
版 次	2018 年 11 月第 1 版 2020年 7 月第 5 次印刷	
开 本	880×1230 1/32	
字 数	43千	
印 张	3	
书 号	ISBN 978-7-5189-4835-2	
定 价	38.00元	

前言 >▶ ▶▶ Preface

　　尘螨是一种肉眼观察不到的节肢动物，广泛分布在人类生活和工作环境中，如地毯、沙发、床垫等地方。

　　尘螨是室内最重要的过敏原来源之一，可引起全球10%的人群发生过敏性疾病，包括过敏性哮喘、过敏性鼻炎、特应性皮炎、湿疹、荨麻疹等。尘螨过敏可以通过体外和体内的方法诊断，通过避免接触过敏原、药物治疗、脱敏治疗控制症状并治愈。这些尘螨还可侵入人体内，引起肠螨症、肺螨症、尿螨症、阴道螨症等非特异性侵染。

　　本书以通俗易懂、图文并茂的方式给读者介绍了尘螨的基础生物学知识及其引起的疾病，希望这本书的出版能够提高人们对尘螨的了解和重视。

崔玉宝

2018 年夏于江苏无锡

目录 >▸ ▸▸ Contents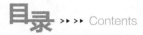

第一部分　无所不在的尘螨

第二部分　尘螨与疾病

第三部分　尘螨过敏怎么办

第一部分

无所不在的尘螨

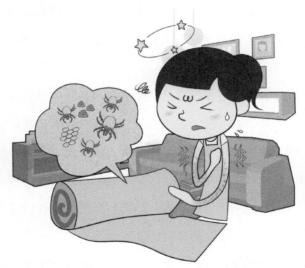

"胸闷气喘、胳膊起红疹，又过敏了！无所不在的尘螨啊……"

第1章　被忽视的世纪流行病——过敏

如果有人问，过敏是由什么引起的？你会怎么回答呢？

老舍先生说："秋天一定要住北平。天堂是什么样子我不晓得，但是从我的生活经验判断，北平之秋便是天堂。"但是对于很多人来说，秋天的北京并不那么美好。因为在夏秋季节，北京的蒿草与葎草会产生大量花粉，借助秋风四处播散，让很多生活在北京的人难逃过敏症的折磨。这，是花粉过敏。

有一名护士，发现自己在配青霉素和头孢类药物之后的第二天开始眼睑肿胀、发痒发红，额头及颈部出现红色发痒的皮疹，这样的症状持续了四五天。停止配青霉素和头孢类的药物，症状会逐渐好转，如果再接触那些药物，症状则再次出现。护士后来回忆，自己小时候曾经发生过青霉素引起的过敏性休克。这，是药物过敏。

在我们周围，有些人不能喝牛奶，不能吃鸡蛋，因为他们对牛奶和鸡蛋中的某些蛋白过敏；有些人对花生、芝麻等种子类的食物过敏；有些人对葱、蒜、韭菜、洋葱、香菜、羊肉等带特殊气味的食物过敏；有些人对鱼、虾、蟹等海产品过敏；有些人对辣椒、酒等辛辣刺激的食物过敏，等等。这，是食物过敏。

一名女性，经常鼻塞、流鼻涕，自己诊断为过敏性鼻炎，但感觉病情不重，就一直没去医院治疗。某天在家里整理衣柜，翻出了多年没动过的棉衣，拍拍打打后又试穿了一下，穿上后就感到胸闷，气短，喘息不止，被迅速送到医院。后来被诊断为尘螨过敏导致的哮喘。原来经年不穿的棉衣是尘螨的藏身之地，突然接触大量尘螨，原有的过敏性疾病加重了。这，是尘螨过敏。

除了这些，还有很多很多可以引起过敏的物质，甚至多到难以想象。你可能认为，过敏离自己很远，事实上，这样的想法是大错特错了，过敏就在我们身边。可能你一直吃的某种食物，比如花生，之前没有任何问题，但突然有一天就对花生过敏了，以后你再吃它、接触它甚至闻到它的味道，都可能出现过敏的症状。

什么是过敏？

我们生活的周围环境极为复杂，机体每时每刻都在接触环境中各种因素的刺激，同时也对各种刺激做出反应，这是机体的自我保护和防御作用，可以提高我们对侵入体内的各种微生物及其毒素或代谢产物的抵抗能力，免除某种疾病，因此称为免疫反应。有时机体对外界刺激产生的反应会过强或过弱，这种"变化了的反应"可称为变态反应，反应过强的可称为超敏反应，反应过弱的可称为低敏反应或无反应。当机体通过吸入、进食、注射或接触等各种途径接受某种过敏原（如某些细菌、病毒、蛋白质等）刺激后，产生了超过生理需要的过强的反应，出现某一组织或器官甚至全身的强烈反应，导致不同程度的功能或组织损伤，这就是超敏反应，也叫过敏反应，是变态反应中最常见的类型。因此通常可将变态反应和过敏反应两词作为同义词，互相通用。

过敏也可以简单理解为过于敏感，对别人来说普通寻常的东西，对过敏体质的人来说却可能引发异常的反应，甚至会导致严重的后果。比如茄子，是餐桌上很常见的蔬菜，但是却有人对它过于敏感，吃了就会全身出疹子，这就是过敏。

协和医院文利平博士在《摆脱过敏》一书中提到，"过敏现象虽然是偶然发生的，但过敏一旦发生，这种机制就不会再离开你的身体。或者说，在你身体的免疫系统里，藏着一套敏感机制，时刻准备着，只要一接触过敏原，它就自动发生，呈现出过敏症状。过敏就是这样，只要你身体里有敏感机制，它就会如影随形，无所不在。"

常见的过敏原有哪些？

诱发机体过敏反应的抗原称为变应原，俗称过敏原，主要来自花粉颗粒、尘螨排泄物、真菌菌丝及孢子、昆虫毒液、动物皮毛等吸入性物质，奶、蛋、鱼、虾等食物，以及青霉素、磺胺、普鲁卡因等药物。常见的过敏原有2000～3000种，医学文献记载的接近2万种。它们可以通过鼻腔吸入体内，也可以通过饮食进入体内，还可以通过注射或直接接触等方式使人产生过敏现象。因此，根据进入人体的方式，我们可以将常见的过敏原分为四大类。

● 吸入式过敏原：如螨虫、粉尘、柳絮、花粉、油漆、汽车尾气、油烟、煤气、香烟等。

● 食入式过敏原：如牛奶、鸡蛋、海鲜、酒精、抗生素、鱼虾、牛羊肉、动物脂肪、香油、香精、葱、姜、蒜以及一些蔬菜、水果等。

● 接触式过敏原：如紫外线、化妆品、洗发水、洗洁精、染发剂、肥皂、冷空气、热空气、塑料、金属饰品（手表、项链、戒指、耳环）、化纤用品、细菌、霉菌、病毒、寄生虫等。

● 注射式过敏原：如青霉素、链霉素、异种血清等。

过敏了会怎么样？

过敏的原因多种多样，过敏的症状也轻重不一。过敏的人可能会有打喷嚏、流鼻涕、鼻塞、鼻子发痒等鼻炎的症状，可能会眼睛发红、发痒、流泪，可能会皮肤发红、发痒、出疹子，可能会上颚和喉咙发痒、咳嗽，也有可能以上症状兼而有之，而严重的过敏可以导致哮喘、休克甚至死亡。

有一个 7 岁的小患者，每次受凉或吃了寒凉的食物后就会出现反复喘息气促，还伴有咳嗽、呼吸困难的症状，发作前常会打喷嚏、鼻子发痒、流鼻涕等。经常在早晨起床和夜里睡前突然发作，又莫名停止。这，都是过敏的症状。

过敏后多久才会有反应？

有特应性体质（人们通常称其为过敏体质）的人与过敏原首次接触时即可被致敏，但不产生临床反应，被致敏的机体再次接触同一过敏原时，就可发生反应。有些反应非常迅速，可在再次接触后数秒钟内发生，也有些较慢，需数天甚至数月的时间才发生反应。

如果是被昆虫蜇伤后，一般几秒钟就会发生反应；对动物毛发和花粉过敏的，在几分钟内就有反应；食物过敏的一般在 30 分钟以内会有反应。这些很快有反应的过敏，我们可以称之为"速发型过敏"。

与此相反，有些过敏的反应则要慢得多，要在一天或者几天之后才会出现异常表现，例如对装饰物过敏和一些职业活动中接触某些化学物质导致的过敏等。这样的过敏我们可

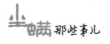

以称之为"迟发型过敏"。

过敏之人何其多?

　　每年 7 月 8 日被定为"世界过敏性疾病日"。过敏波及的人群之广，远远超出我们的想象。根据相关统计数据，在过去的 30 年中，全球过敏性疾病的患病率至少增加了 3 倍，已经成为世界范围内的第六大疾病，累及全世界 22% 的人口。儿童哮喘和变态反应国际研究中心（International Study of Asthma and Allergies in Childhood, ISAAC）报告儿童过敏性疾病发病率呈现逐年上升的趋势，尤其在发展中国家。

　　过敏性疾病已成为影响儿童生活质量、增加社会经济负担的重要公共卫生问题。发生在婴儿期的气道过敏性疾病造成患儿肺功能损伤，并增加成人期发生慢性阻塞性肺疾病（Chronic obstructive pulmonary disease, COPD）的风险。这种婴儿期肺功能损害要早于儿童期哮喘的发生，而儿童期哮喘可持续至青少年甚至成年期，肺功能损害持续存在。变应性鼻炎患儿也会出现肺功能的损伤，并影响中重度哮喘患儿的肺功能。同时，过敏性疾病还会给患儿的学业、行为、情绪、社交等方面带来负面影响。可见，发生在儿童期的过敏性疾病不仅会对儿童的身心健康产生严重不良影响，而且会成为成人期过敏性疾病发生的危险因素。

根据世界卫生组织 (World Health Organization, WHO) 的估计，全球支气管哮喘患者约有 3 亿例，其中，50% 以上的成人哮喘和 80% 以上的儿童哮喘由过敏因素诱发，每年有超过 25 万例患者死于哮喘。

我国目前约有 3000 万例哮喘患者，患病率为 1% ～ 4%，其中有 2/3 为过敏性哮喘，大约有 70% 的哮喘患者难以通过药物治疗达到有效控制病情的目的。相对于其他类型哮喘患者，过敏性哮喘患者较多地表现为病情反复发作，需要经常住院治疗，预后不佳。

第2章 过敏的主要元凶——尘螨

让我们回到前面的问题：过敏是由什么引起的？现在你应该可以说出很多引起过敏的东西了，但请你回忆一下，当你刚刚看到这个问题时，你首先想到的是什么？是花粉过敏？药物过敏？食物过敏？紫外线过敏？还是别的什么？大概多数人都不会想到，人类过敏性疾病的罪魁祸首，其实是螨类最常见。

作为最主要的过敏原来源物，螨类在全球范围内引起3.7亿～7.0亿人发生过敏，并且呈逐年增加趋势，而我们对螨及螨引起的过敏性疾病知之甚少。本书将带你走进尘螨的世界，揭开尘螨的神秘面纱。

螨类对人类的影响

人们认识蜱螨的历史较为久远，早在1689年，人们就知道疥癣是由螨类引起的。但对蜱螨的研究却相对较晚，尽管陆续也有一些研究，但直到 19 世纪末 20 世纪初，蜱螨学才发展成为一门近代科学。

螨类与人类的关系非常密切，人类生活的地方都有它们的存在。随着生产和科研的不断发展，螨类在农业、林业、园艺、食品、仓储、畜牧、环境保护和人类卫生健康等领域的影响愈来愈明显。

叶螨、瘿螨、跗线螨等螨类寄生在植物上，危害植物，是农作物的重要害螨；而植绥螨、长须螨等以这些害螨或小型昆虫为食，在生物防治方面起到了重要的作用。革螨、恙螨等寄生在动物和人体中，革螨不但能引起寄主皮炎等症状，而且可以传播包括病毒、螺旋体等在内的病原体；恙螨的幼体可传播恙虫病立克次氏体而导致恙虫病传播。

本书所指的尘螨普遍存在于人类居住环境中，不仅危害粮食、中药材、饲料等储藏物，更重要的是影响人体健康，危害严重。很多种类的尘螨可引起人体过敏性疾病，如过敏性哮喘、过敏性鼻炎、过敏性皮炎和荨麻疹等，因此受到人们的日益重视。

庞大的尘螨家族

从生物分类的角度，螨类属于节肢动物门、有螯亚门、珠形纲、蜱螨亚纲，据估计地球上的螨类有 54 万～ 113.2 万种，目前已记述和正式命名的有 4.5 万种。除昆虫纲外，蜱螨是节肢动物门生物多样性最丰富的种群。

与人类过敏性疾病有关的螨类主要是尘螨和储藏物螨类。尘螨主要是屋尘螨、粉尘螨和梅氏嗜霉螨；储藏物螨类主要是热带无爪螨、腐食酪螨。下一节，为大家介绍几个比较常见的螨种。

名螨档案

屋尘螨见图 1，粉尘螨见图 2，热带无爪螨见图 3，腐食酪螨见图 4。

- 中文名：屋尘螨，户尘螨，欧洲尘螨

- 英文名：*Dermatophagoides pteronyssinus*

- 生活地区：世界各地

- 环境要求：喜欢温暖潮湿处，但耐力很强，极度潮湿地区、极度干燥地区、极端海拔和纬度地区、内陆地区都可生存

- 主要成就：致敏螨种冠军

- 危害指数：★★★★★

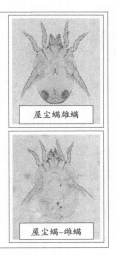

图 1　屋尘螨光学显微镜下形态

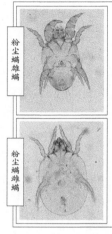

粉尘螨雄螨

粉尘螨雌螨

- 中文名：粉尘螨，美洲尘螨
- 英文名：*Dermatophagoides farinae*
- 生活地区：在美国、日本和欧洲大陆最常见
- 环境要求：喜欢温暖湿润的环境
- 主要成就：致敏螨种亚军
- 危害指数：★★★★★

图2 粉尘螨光学显微镜下形态

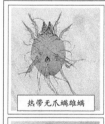

热带无爪螨雄螨

热带无爪螨雌螨

- 中文名：热带无爪螨，热带剥爪螨
- 英文名：*Blomia tropicalis*
- 生活地区：热带和亚热带，在赤道两边30°的区域，如亚洲和美国南部
- 环境要求：海拔较低、炎热潮湿、夏季多雨
- 主要成就：与过敏关系最密切的储藏物螨类。在美国，热带无爪螨是室内尘螨中最常见的第四大螨类，尤其是在南部亚热带地区种群最丰富。我国海南、福建地区均报道其为数量最多的螨种
- 危害指数：★★★★

图3 热带无爪螨光学显微镜下形态

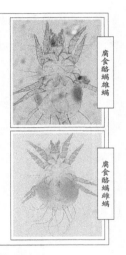

- 中文名：腐食酪螨
- 英文名：*Tyrophagus putrescentiae*
- 生活地区：世界各地，在韩国优势明显
- 环境要求：喜欢温暖湿润的环境
- 偏好食物：菌类及脂肪、蛋白多的贮存食品
- 主要成就：仓储螨中重要的致敏螨种
- 危害指数：★★★★

图 4   腐食酪螨光学显微镜下形态

其他常见的螨类

- 梅氏嗜霉螨，英文名 *Euroglyphus maynei*，是全球范围内第三种常见的螨种，仅次于屋尘螨和粉尘螨，大多数记录都来自于沿海地区或降雨量大的地区。国内学者也有翻译为欧宇尘螨、埋内宇尘螨。

- 丝泊尘螨，英文名 *Dermatophagoides siboney*，我国北京地区继粉尘螨和屋尘螨后位列第三的优势螨类。

- 害嗜鳞螨，英文名 *Lepidoglyphus destructor*，主要分布于气温和降雨量较低的高纬度地区，在北半球和南半球均有

15

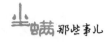

分布。害嗜鳞螨是挪威地区谷仓灰尘优势螨种，在墨西哥南部地区，鼻炎和哮喘患者皮试结果显示害嗜鳞螨的阳性率是 39.1%。

● 家食甜螨，英文名 *Glycyphagus domesticus*，也是主要分布在高纬度地区的螨类，它们分布的地区一般温度和降水量都较低，而且降雨量季节变化较小。德国学者报道该螨是农民患哮喘和鼻炎的重要诱因，土耳其报道 47% 患者对家食甜螨过敏。

● 拱殖嗜渣螨，英文名 *Chortoglyphus arcuatus*，分布广泛，在降雨量季节性变化相当高的地区比较多见。在波兰，拱殖嗜渣螨和屋尘螨、粉尘螨皆为优势螨种。在秘鲁，拱殖嗜渣螨是继热带无爪螨和屋尘螨之后的第三大类螨种。

● 棕脊足螨，英文名 *Gohieria fusca*，主要分布在高纬度、海拔相对较高的地区，常滋生在面粉、大米、玉米、中药以及其他贮藏物中，巴西、土耳其均报道其为致敏螨种。

● 谷跗线螨，英文名 *Tarsonemus granaries*，是我国南方地区灰尘中优势螨种之一，有学者报道其在空调滤网中大量滋生。

● 微角尘螨，英文名 *Dermatophagoides microceras*，文献

报道该螨是斯堪的纳维亚地区仅次于屋尘螨的第二大螨类，瑞典南部的最重要的致敏螨种。

● 粗脚粉螨，英文名 *Acarus siro*，是危害经济作物和仓储粮食最严重的螨种之一。土耳其埃尔津詹（*Erzincan*）省室内分布最广、数量最多的螨种就是粗足粉螨，其次是屋尘螨；古巴 82.35% 的面包师对粗脚粉螨过敏。

● 椭圆食粉螨，英文名 *Aleuroglyphus ovatus*，见于我国西双版纳地区家庭灰尘中，与热带无爪螨一起被发现。在厄瓜多尔收集海拔 2500 米以上的床垫尘样中，发现许多椭圆食粉螨。哥伦比亚卡塔赫纳哮喘和过敏性皮炎患者对椭圆食粉螨的阳性率是 68.8%。在阿根廷圣菲收集哮喘患者枕头和床垫的尘样中，发现许多椭圆食粉螨，而且对 54 例哮喘患者的皮肤试验结果证明 50% 患者对椭圆食粉螨过敏。

尘螨的形态

目中无尘螨，放大方得见

尘螨是一种微小动物，身体的长度 0.1 ～ 0.4 mm，多为椭圆形或圆形，有 8 只脚，长得有点儿像蜘蛛。它们太小了，

17

因此很难引起我们的注意，要想看清楚它们的样子，必须借助于放大镜或显微镜才行，图5就是显微镜下的尘螨。而从图6可清楚地看出，螨体由颚体和躯体两个部分构成。

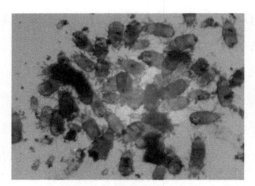

图5 显微镜下的尘螨

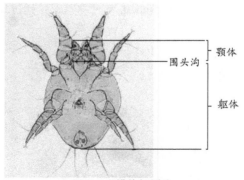

图6 尘螨体躯划分

像头却不算是头的颚体

尘螨和其他螨类一样，主要由颚体和躯体两部分构成。卵圆形的颚体位于躯体前端，活动自如，可以部分缩回躯体。颚体与昆虫的头部类似，但颚体里没有脑，也没有眼睛，因此虽然看起来像头，但实际上却并不是头，所以我们可以称它为"假头"，见图 7。

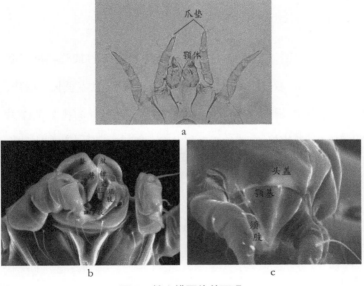

图 7　粉尘螨颚体前面观

（a：光学显微镜拍摄；b、c：电子显微镜拍摄）

假头的基部是颚基，颚基的上面是头盖，下面有口下板，背面有 1 对螯肢，两侧有 1 对须肢。螯肢的前端是螯钳，由动趾和定趾组成，带有小锯齿的动趾和定趾构成了尘螨的"剪刀手"，抓取和粉碎食物非常方便，是主要的取食器官。而须肢本身是尘螨的感觉器官，同时也具有取食的功能，还可以在取食后清洁螯肢。螨的螯肢和须肢形状因种类而不同，均可作为分类的依据。

头胸腹合而为一的躯体

尘螨的躯体具有昆虫头部、胸部和腹部的某些功能，是"三合一"的多功能体，见图 8。有些尘螨的躯体呈长卵圆形，有些则为狭长形。躯体背面是波状的横纹和纵向排列的鳞片状皮棘，躯体后半部有几对杆状的刚毛和长鬃。腹面比较光滑，仅有少数刚毛和 4 对足。尘螨的腿短而粗，分 5 节，呈圆锥形。前 2 对足与后 2 对足之间的距离较大。雌螨和雄螨前 2 对足的末端均有带长柄的爪垫，感觉灵敏；后 2 对足的末端雌雄各异，雌螨为长的刚毛，而雄螨的第 4 对足末端具有爪垫。

雌螨后 2 对足中央靠前一些的地方有一个裂缝，形状像

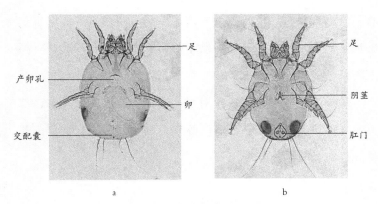

图 8　光学显微镜下的屋尘螨腹面观

（a：雌螨；b：雄螨）

倒过来的字母"U"，是雌螨产卵的部分，称为产卵孔。在靠近躯体末端处还有一个小孔，是交配时受精的部位，称为交配囊。交配囊非常小，即使在显微镜下也不易看见。雄螨的外生殖器位于第 4 对足中间略靠后些的地方。雌螨和雄螨的肛门都在躯体后缘正中。

尘螨的成长历程

尘螨的生长发育过程主要分为卵、幼螨、若螨和成螨几个主要阶段，其中若螨阶段也可以再细分为第一若螨、第二若螨（有些螨种无此阶段）和第三若螨，因此也可以说尘螨的成长历程是这样的：卵→幼螨→第一若螨→第二若螨→第三若螨→成螨，见图9。

　　幼螨体型较小，只有3对足；若螨和成螨体型类似，都具有4对足，其中第一若螨仅各有1对生殖乳突，而第三若螨和成螨各有2对。

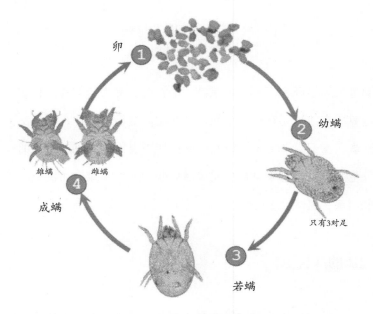

卵

幼螨

只有3对足

若螨

成螨

雄螨　　雌螨

图9　尘螨的成长历程

孕育中的尘螨———卵和胚胎

尘螨的繁殖能力非常强，雌螨和雄螨交配后就可以产卵，一般每天产 1 个卵，至多每天 2 ~ 3 个，可连续产卵 1 个月左右。1 只在 1 个月内可产卵 30 ~ 50 个。屋尘螨的雌螨在产卵停止后，也就走到了生命的尽头，而粉尘螨的雌螨在产卵结束后仍可继续生存几十天。

螨卵一般近似白色、长椭圆形，刚产下的螨卵表面覆盖一层薄薄的黏液，见图 10。螨卵都很小，如粉尘螨的卵长 160 ~ 180 mm、宽 70 ~ 90 mm，屋尘螨的卵长约 150 mm、宽约 60 mm，梅氏嗜霉螨的卵长约 120 mm、宽约 55 mm。

水分含量对螨卵的大小和数量至关重要，因此对于小型雌螨来说，其可产出体积较大的卵，但由于水分的缘故，产卵的数量和产卵的次数都会很少，产卵周期则相对较长。而大型雌螨产出小体积卵，其数量会较多，而且产卵周期会较短。

在相对湿度为 75%、温度为 25℃ 的条件下，螨卵逐渐发育为具有基本雏形的胚胎。

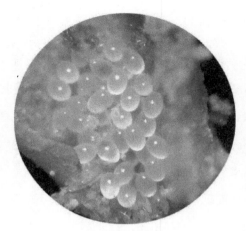

图 10　螨卵

在卵内发育的尘螨——幼螨

螨卵排出后，在适宜的环境中逐渐发育、骨化而成为幼螨。幼螨有 3 对足，在卵内有一个特征性的姿势，其前两对足在前侧折叠，指向后面的 1 对足，第 3 对足指向前面的 2 对足。幼螨的卵齿将卵壳纵向分开，幼螨就破壳而出。

有些尘螨在排卵时，某些卵由于不明原因未被排出，则幼螨在这些卵中可以继续发育，也就是我们所说的卵胎生。

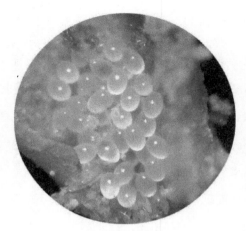

24

幼年时期的尘螨——若螨

第一若螨

幼螨继续发育，开始长出第 4 对足和 1 对生殖乳突，这个阶段称为第一若螨，又称前若螨，是螨类生命的必经阶段。

第二若螨（休眠体）

第一若螨可能会直接蜕变为第三若螨，也可能会经历休眠体阶段，休眠体阶段也可称为第二若螨。休眠体是一个特殊的阶段，此时螨类高度变形以适应不利的生存条件。休眠体具有高度退化的无功能性口器，并且肠道表现出不同程度的退化。休眠体有两种类型，活动的休眠体通过肛区的许多吸盘附着于大的节肢动物身上，借助昆虫在环境中传播。而不活动的休眠体仅是一种生存状态，其内部器官退化为一团无差别的细胞和组织，只有神经系统仍完整保留，质量很轻，能够飘浮于空气中进行传播。

第三若螨

第三若螨也是螨类生命的必经阶段，有 4 对足和 2 对生殖乳突，足部和身体上有更多的刚毛。

终于长大了——成螨

在雄性成螨"守护"下，不活动的第三若螨逐渐发育为成螨。雌螨和雄螨的比率接近 1∶1，但一般雌螨的数量相对更多些。成螨的生殖系统发育完全，两性器官有所区别。雄螨等待雌螨蜕皮后与它们交配，继续新一轮的繁衍。

尘螨生长发育的适宜条件

从雌螨产卵至发育为成螨的时间长短依赖于螨发育环境的温度和相对湿度。理想的发育温度为 20～25℃，相对湿度为 70%～75%。温度和相对湿度降低，螨的发育时间延长；相反温度在其能承受的范围内升高，发育时间则会缩短。因为温度的关系，沙发和床垫比凉地板上的螨发育得要快。

尘螨的繁殖速度

尘螨具有较高的繁殖能力和种群增长速率。在温度 20℃、相对湿度 65%～75% 时，屋尘螨的种群增长率为每周 30%～35%，而粉尘螨为每周 16%～19%。鉴于尘螨如此高的繁殖潜力，控制室内螨滋生的措施必须全面实施、经常实施，否则当足够的食物和适宜的微环境存在时，剩余活螨可以很快繁衍为一个庞大的群体。

尘螨的喜好

尘螨滋生的主要条件是合适的温度、湿度、食物和氧气。

温度

温度对尘螨的生存影响很大，环境温度过高或过低都不利于尘螨的繁殖和生存。

最适合尘螨发育的环境温度是 20 ～ 25℃，温度再升高时，发育虽然可能加快，但死亡率也随之增高，当环境温度上升至 50℃以上时，尘螨就难以长期存活。

当环境温度低于 20℃时尘螨的发育会减慢，低于 10℃时则不能存活。因此，在很多地区，春秋季尘螨大量繁殖，秋季过后数量下降。

湿度

前面提到，水分含量对螨卵的大小和数量至关重要，不仅如此，水分对尘螨整个生命历程都是不可或缺的。尘螨体重的 70% ～ 80% 都是水，必须从环境中获取足够的水分才能生存，因此周围环境的相对湿度也是关乎尘螨生死存亡的关键因素之一。

相对湿度是 70% ～ 75% 的环境最适合尘螨的生存。当环境相对湿度 85% 以上时尘螨不能繁殖；相对湿度在 70% 以下时，虫卵发育至成虫的时间延长至 5 周左右；相对湿度在 51% 以下时，尘螨会因脱水而死亡，而如果维持此相对湿度，并对房间进行定期清扫，地毯和沙发上尘螨的数量会大幅下降。因此气候干燥地区室内无尘螨滋生，但如使用加湿器提供室内空气足够的湿度，尘螨就会存活生长。

食物

只要有充足的食物和水分供给，尘螨可滋生于室内的任何场所。尘螨以粉末性物质为食，如人和动物的皮屑、面粉、霉菌等。

尘螨最喜爱的食物是从人体脱落的皮屑。一个成年人平均每天可以脱落 0.5 ～ 1.0 g 皮屑，这为尘螨提供了大量的食物来源。

氧气

尘螨自身没有完整的呼吸系统，也没有与外界相通的气门，它们依赖外界的氧气生活，生长代谢过程中产生二氧化碳。因此，在没有氧气的空间，尘螨是无法存活的。

什么是家庭尘螨？

尘螨一词，译自英文"house dust mites"，是指滋生于居室地毯、床、纺织品和家具等处积尘中的螨类，优势螨种有屋尘螨、粉尘螨和梅氏嗜霉螨。单从房舍尘埃中检出的螨类多达100 种以上，除了狭义上的尘螨外，也包括多见于储藏食物、谷物、麦秸、中药材、中成药等的储藏物螨类 (storage mites)。

本书所阐述的尘螨是"domestic mites"，泛指与人类生活关系密切的家庭居室等场所环境中滋生的所有螨类，包括屋尘螨和粉尘螨等尘螨、储藏物螨类以及其他一些在居室尘土中发现的螨类，可称为"家庭尘螨"。家庭尘螨分布广泛，普遍存在于人类居住环境中，以粉末性物质为食，如动物皮屑、面粉、棉籽饼和真菌等。

屋尘螨和粉尘螨滋生在枕头、被褥、软垫、沙发、地毯灰尘中，粉尘螨还可在面粉厂、棉纺厂及食品仓库、中药仓库等场所的地面大量滋生。

储藏物螨类也是家庭尘螨的重要组成部分，主要分布在厨房尘土、橱柜和食品储藏室等处，在有些气候条件或特殊情况下也有可能成为优势类群，例如在一些亚热带和热带地区，热带无爪螨是主要的过敏原来源。

除了最常见的尘螨和储藏物螨类以外，在居室内发现的螨类还有捕食性的肉食螨、跗线螨和少数种类的甲螨等，在饲养宠物的居室内偶尔还能发现寄生性的蜱类。

家庭尘螨生活的主要场所

由于床垫、枕头、被褥、布艺沙发、地毯、毛绒玩具等与人体接触的机会多、时间长，具有较多的人体头屑、皮屑且温度、湿度相对较高，因此，这些用品是家庭尘螨繁衍和栖居的主要场所。

当然，家庭尘螨并不只生活在家庭居室中，人们经常生活和工作的场所，如办公室、工作间、学校、托儿所等，只要能提供适宜的温度、湿度和可口的食物，尘螨一样可以大量滋生。

空调房间

空调在人类居室中的使用越来越普遍，在空调运转时，人们都习惯把门窗紧闭以提高空调的工作效率，这样也阻碍了室内与室外的直接通风换气。使用空调可以使居室的温度和湿度调节到适宜的状态，让人感到很舒适，但同时也要注意，这时房间里的尘螨也一样感到很舒适，这种良好的生存环境可使它们大量繁殖。

床垫、枕头、沙发等填充式家具

在居室环境中，尘螨的首要栖息地是卧室，其中，床垫里的尘螨数量可达到近 60%。人类一生中有大约 1/3 的时间会在床上度过，而尘螨主要的食物来源是人体脱落的皮屑，因此，我们的床褥也成了它们的主要觅食和寄居场所。床垫中的填充物和蒲绒充塞枕芯通常不能进行定期的消毒处理或消毒不彻底，而且枕芯里面的蒲绒经过长时间使用会变成粉末，这也导致了床垫和枕头中寄居有大量的尘螨。

小资料

　　根据一项在广州开展的针对居室尘螨寄居情况的调查研究结果，一份床铺灰尘样品中每克检出尘螨量最高可达 1.1 万多只，一份枕头的灰尘样品中每克检出尘螨量最高可达 1 万多只。因此，有的报道中戏称：3 个月不晒被，600 万螨虫陪你睡。即使是整洁的家，平均每张床上被褥尘螨也至少有 1500 万只。有专家称，晒完被子后产生的"太阳味"实质上就是阳光炙烤螨虫的气味。

　　与床垫和枕头相似，沙发也是一种家居常用的填充式家具，而且一般会长年久用，难以做到定期消毒清理，故沙发内填充物也会为螨类生长和繁殖提供有利生态环境。靠椅、软椅、坐垫、靠背等其他填充式家具也具有类似的性质，因而也能够为螨类滋生提供条件。

很多人对尘螨的排泄物及肢体降解产物中的蛋白质有过敏性反应，而此类过敏原能够引起哮喘、湿疹和过敏性鼻炎等多种过敏性疾病。住院患者在室内居留时间较长，甚至危重患者还需要 24 h 卧床，在住院期间继发尘螨相关过敏性疾病，可导致病情加重。

地毯灰尘

地毯也是尘螨在家居中重要栖息场地之一，特别是地毯下层能够为屋尘螨生长提供理想的生态环境。尤其是动物纤维地毯，在受潮后于 22 ～ 28℃的温度下可出现真菌生长，而真菌孢子的产生不仅会经呼吸道导致人体发生过敏性疾病，而且会促进尘螨的滋生。

尘螨会与真菌协同生长，真菌能够对尘螨的生长发挥促进作用，而尘螨的身体及脱落物又会为青霉状曲霉等真菌的生长和繁殖提供载体，两者可共同发挥致敏作用。

与人们想象中的情况不同，吸尘器不能有效清除地毯上的尘螨，超过 90% 的尘螨是吸尘器吸不掉的。此外，地毯内还会有寄生虫卵、蚤及放线菌等微生物滋生繁殖。制作地毯过程中会添加一定量的阻燃剂，这类物质会挥发到居室空气中。上述这些物质都可通过呼吸道吸入诱发过敏性疾病。

小资料

> 根据日本学者的一项研究报道，如果儿童在铺设地毯的房间中活动，会患上一种奇怪的呼吸道疾病，栖息在地毯下的家庭螨类诱发了这种怪病。这一现象不仅发生于儿童人群，在一些宾馆的客房也经常由于地毯下的尘螨而导致住客过敏，特别是在铺设地毯并配置有空调的房间，这种现象更加严重。

羽绒、羽毛和丝绒窗帘

随着生活水平的提高，羽绒服和羽绒被的使用越来越广泛。在羽绒充入衣服和被褥之前，如果未消毒或消毒不严格，羽绒中便可出现尘螨。这些螨类一般是来自于家禽身上，特别是养殖场的落羽中寄生的螨类更多。在现实生活中，经常会有人穿上羽绒服后就会感到浑身不适，出现皮肤瘙痒、鼻咽痒、流鼻涕、喷嚏、咳嗽、胸闷等现象，严重者可出现喉部水肿或窒息，当过敏发生在气管时可导致支气管痉挛、支气管哮喘的发生，这可能就是对羽绒中的尘螨过敏。

在一些家居中，使用大幅丝绒落地窗帘。这种丝绒落地窗帘的面积较大，难以定期进行洗涤和晾晒，易产生积尘，同时如果是人造织物质地，窗帘表面的静电作用还能够对天然短纤维、人体脱落皮屑产生吸附作用，这为尘螨生长繁殖提供了理想的环境和食物来源。因此，应用丝绒窗帘也是尘螨感染的危险因素。

甜食制品和饼干、糕点碎屑

甜果螨是一种专门存在于食糖、干果、蜜饯、龙眼肉等甜食制品的储藏物害螨，个体微小，分布广泛，在适宜的条件下容易大量滋生。如果甜食制品过久储存或者保管不妥，就可能出现甜果螨的滋生和繁殖。甜果螨不仅能够危害原糖、糖制品、药材等，还会导致人类发生皮肤螨症、肺螨症、十二指肠溃疡及其他肠螨症。根据一项针对库存时间超过 6 个月的龙眼肉样本的研究结果，龙眼肉样本的甜果螨滋生率可达到 20%，平均滋生密度 184.95 只／份。其中，成螨数量高达 58.39%。

饼干、糕点碎屑是另一种储藏物螨类的主要寄居场所之一。家居中的某些尘螨以饼干、糕点等食物碎屑或残渣为食，如果长期存放的饼干、糕点容器不能定期清理，其中就可能有尘螨的生长繁殖。相关研究结果显示，螨类生长繁殖的种类和分布与温度、湿度、光照、螨类食性和干预因素均具有密切的相关性，在储藏待售食物、仓储面粉、啤酒酵母粉、干木耳、金针菇等食物中均可广泛存在，且种类十分多样。

我国尘螨的分布

地区分布

我国幅员辽阔，不同地区地理环境和气候因素（温度、湿度）差异非常大，既有陆地气候，又有海洋气候，不同地区室内优势螨的种类也不尽相同。

迄今为止，我国至少已对 18 个省 3 个直辖市 51 个市县开展了人居环境的尘螨调查，其中北部地区包括黑龙江省、吉林省、辽宁省、内蒙古自治区、北京市、河北省、山西省，中东部地区包括山东省、江苏省、安徽省、上海市、湖北省、湖南省、江西省、四川省、重庆市；南部地区包括福建省、广东省、广西壮族自治区、云南省、海南省。从调查结果看，南部和中东部地区人居环境螨类滋生率分别为 67.0% 和 66.8%，而北部地区人居环境中螨类滋生率为 34.5%。

北部城市人居环境中，优势螨种以屋尘螨、粉尘螨为主。中东部多数城市的人居环境中，屋尘螨及粉尘螨仍占有较大的比例，但东部上海的舍赫尘螨（15.5%）、中部成都的棕脊足螨（65%）在当地人居环境螨种分布中也占有优势。南部城市优势螨种呈现多样化趋势，除广州、深圳、西双版纳的屋尘螨、粉尘螨仍为优势螨种外，热带无爪螨、粉螨科、跗线螨科在南部其他城市分布占据优势，其中热带无爪螨在海口、深圳、福建省、广州、西双版纳、南昌和上海人居环境已有的螨种调查中都有报道。

季节消长

人居环境中螨类密度存在明显的季节消长趋势（图 11），北部城市螨类滋生密度在 9 月达到峰值，南部、中东部地区的 5～7 月均存在尘螨滋生高峰，但中东部城市尘螨滋生密度在 11 月、南部城市在 2 月均又形成一个小高峰，南部城市螨类滋生密度平均各月均高于中东部，而中东部高于北部。

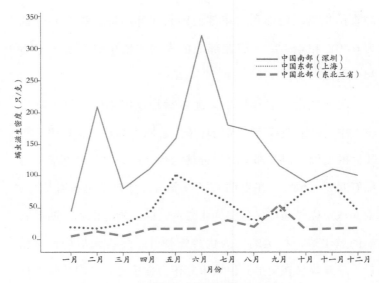

图 11　我国不同地区尘螨滋生季节消长

第二部分

尘螨与疾病

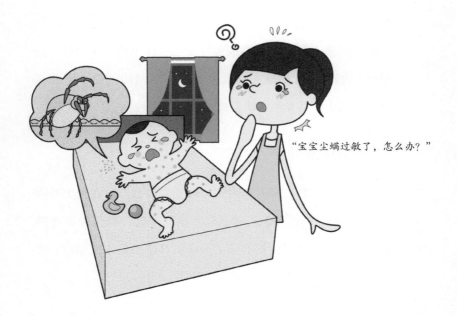

"宝宝尘螨过敏了，怎么办？"

第3章 尘螨引起过敏性疾病

尘螨与过敏性哮喘

致敏原因

尘螨、病毒感染、吸烟、冷空气、运动、花粉或蟑螂等均可引起过敏性哮喘发作，其中尘螨是最常见的过敏原。与过敏性哮喘关系最密切的螨虫种类包括屋尘螨、粉尘螨、热带无爪螨、腐食酪螨、梅氏嗜霉螨、拱殖嗜渣螨、害嗜鳞螨、微角尘螨、丝泊尘螨、肉食螨等十余种。

临床特点

喘息、气急、胸闷或咳嗽等反复发作，严重者由于呼吸不畅而不能平卧，被迫采用端坐体位呼吸，发作前常有喷嚏、鼻痒、流涕等症状，常常在夜间及凌晨发作或加重。多数患者可以自行缓解或经治疗后缓解。

发病情况

世界范围内有超过 3 亿人群患有哮喘，且其患病率有逐年增长的趋势。西欧 10 年来，哮喘患者大约增加了 1 倍。美国自 20 世纪 80 年代初以来，哮喘患病率增加了 60% 以上。亚洲成人的哮喘患病率为 0.7% ～ 11.9%（平均不超过 5%）。在中国，目前哮喘患者约有 3000 万人，增加了医疗费用支出和家庭的经济负担。目前哮喘已经是一个严重的影响各个年龄段的全球健康问题。

哮喘是儿童最常见的慢性疾病之一，尤其是在经济发展水平较高的地区。在澳大利亚、新西兰、英国、爱尔兰、美国、加拿大、秘鲁、哥斯达黎加和巴西等国，13 ～ 14 岁的儿童均有 20% 以上罹患哮喘。在印度、中国、中国台湾地区、印度尼西亚、阿尔巴尼亚、格鲁吉亚、罗马尼亚、俄罗斯和希腊等国家和地区中，患病的儿童比例在 6% 以下。

2010 年，我国哮喘联盟对全国 8 个省市进行了"全国支气管哮喘患病情况及相关危险因素流行病学调查"(China Asthma and Risk factors Epidemiologic Investigation Study, 简称 CARE 研究)。结果表明，我国成人哮喘患病率为 1.24%，其中北京市 1.19%、上海市 1.14%、广东省 1.13%。

在世界上绝大多数地方，对于儿童哮喘和成人哮喘发展中最重要而且持续存在的危险因子是尘螨过敏。对尘螨过敏的人，如果脱离了尘螨的环境后，他们的哮喘症状会明显好转，如果这些人再次回到有尘螨的环境，哮喘则会复发。

尘螨与过敏性鼻炎

致敏原因

尘螨是过敏性鼻炎最主要的环境因素，尤其是常年性过敏性鼻炎常常与家庭尘螨有关，而某些季节性过敏性鼻炎则可能与花粉有关。

此外，动物皮屑、霉菌、蟑螂及某些食物等可以引起过敏性鼻炎发作。

临床特点

鼻腔在受到尘螨刺激后几个小时，就可能出现打喷嚏、清水样鼻涕、鼻塞、鼻子发痒等症状，有的患者还可伴有眼睛发痒、结膜充血等眼部症状或喉咙发痒、咳嗽、呼吸短促、气喘等呼吸道症状。

过敏性鼻炎虽然不像哮喘那么严重，但会使人变得非常虚弱，对患者的生活质量产生负面影响。

发病情况

在接触尘螨的人群中，过敏性鼻炎和过敏性哮喘常常结伴而行，大量的研究数据都证实了这一点。美国过敏、哮喘和免疫学会报告中指出，高达 78% 的哮喘患者有鼻部症状，高达 38% 的过敏性鼻炎患者有哮喘。过敏性哮喘与过敏性鼻炎密切相关，而过敏性鼻炎是哮喘的一个危险因素。

过敏性鼻炎和哮喘的发作通常发生在儿童时期、青少年期或早期成年期。老年患者的症状可能会减少，但可能会更加频繁。

尘螨与特应性皮炎

致敏原因

尘螨、某些食物、花粉等均可导致特应性皮炎的发生，尘螨是特应性皮炎最重要的过敏原之一。尘螨可以通过直接接触皮肤引起特应性皮炎，也可通过吸入尘螨过敏原而引起特应性皮炎。

遗传因素对本病起到了重要的作用，70%患者家族中有过敏性皮炎、哮喘、过敏性鼻炎等遗传过敏史。

临床特点

皮肤剧烈瘙痒，夜间痒感更剧烈，局部皮肤出现红斑、丘疹、丘疱疹、风团等，常因搔抓出现抓痕、血痂、湿疹样皮疹或继发感染，以颈部、躯干多见，严重的可波及全身，见图 12。

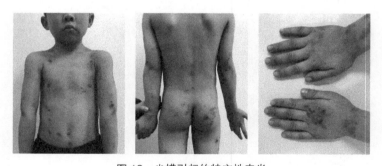

图 12　尘螨引起的特应性皮炎

[注：图片由中国医学科学院皮肤病医院（研究所）皮肤科姚煦教授提供]

发病情况

皮肤是人体抵御外界不利条件的重要保护屏障，同时也极易受到不良环境因素的侵害。普遍存在于床垫、地毯、沙发、枕头、被褥等处的室内尘螨和人体皮肤大面积接触，可以引发相关的过敏性皮肤类疾病。

许多特应性皮炎患者往往有其他的过敏症状，如过敏性哮喘或过敏性鼻炎。通过有效控制尘螨，可大大减轻特应性皮炎的严重程度。

尘螨与慢性荨麻疹

致敏原因

花粉、羽毛、食物、尘螨、药物、感染等均是引起慢性荨麻疹的致敏因素。不同地区的主要过敏原种类不尽相同，屋尘螨、粉尘螨是引起慢性荨麻疹的最常见过敏原。

临床特点

在躯干、四肢及脸上有皮疹斑块和风团，瘙痒，红肿，发病反复超过 6 个星期以上。风团伴瘙痒每天发生，少数患者表现为间歇性发作。

发病情况

一般将病程超过 6 周的荨麻疹称为慢性荨麻疹，是任何年龄段的人都可发生的一种常见病，但以年轻人较多见。目前还没有很精确的患病率数据，国外有文献报道患病率为 0.1% ～ 3.0%，女性是男性的 2 倍。病程超过 6 个月者占 40% 以上，约 50% 患者在 1 年内缓解，也有患病长达 10 年或更长时间者。

慢性荨麻疹病因复杂，不同国家地区、不同时期略有不同，因此治疗相对比较困难且容易延续多年。

尘螨与过敏性结膜炎

致敏原因

尘螨、花粉、真菌、棉絮、蟑螂、羽毛、猫狗等动物皮屑等都是过敏性结膜炎的常见过敏原。不同地区引发过敏性结膜炎的过敏原有差异。

临床特点

最常见的症状是眼部发痒、发红、畏光、流泪、有灼热感，同时眼部有黏丝状或黏稠状的分泌物，见图 13。

轻微眼部过敏不会造成视力损害，但严重的过敏可能会引起视力下降。

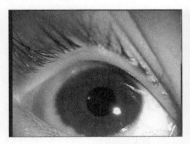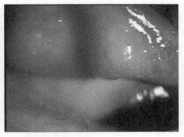

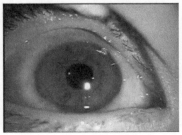

图 13　尘螨致过敏性结膜炎

（注：图片由海南医学院第一附属医院宋绪华主任医师提供）

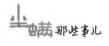

发病情况

过敏性结膜炎有很多种类型，如季节性过敏性结膜炎，常与某个季节的花粉过敏有关，成年人患病居多；也有常年性过敏性结膜炎，症状常会持续整年。在秋季，尘螨、真菌大量存在的季节，过敏的人会增多。这两种类型在过敏性结膜炎中占大部分，但这两种过敏性结膜炎一般经治疗后恢复较好，很少影响视力。

如果合并角膜的改变就可能对视力造成威胁，比如春季角结膜炎和特异性角结膜炎。春季角结膜炎与春季树草花粉增多和尘螨滋生有密切关系，在 14 岁以下的青少年中较多见，男性多于女性。特异性角结膜炎由于角膜损伤可能危及视力，还可能引发遗传过敏性皮炎。春季角结膜炎和特异性角结膜炎都属于严重的过敏性眼病，发病率较低，常见于年老体弱和年幼者。

第4章　尘螨非特异性侵袭人体

尘螨是众所周知的过敏原，此外它们还引起其他非过敏的一些症状，医学上称其为螨症。

很少有人知道导致人体内螨症的是哪种螨，以及它们如何侵袭并寄生于人体内从胃肠道到肺的各个组织器官。正因为没有明确的病原螨种，也没有特异性的症状，所以称为"螨症"，而不是"螨病"。

螨症已在肺部、肠道、口腔（过敏反应）、泌尿、外耳道和阴道等处被发现。更重要的是，螨症的临床症状是非特异性的，常与其他疾病的症状重叠，容易导致频繁的误诊和漏诊。

肺螨症

致病因素

自由生活的尘螨侵入呼吸系统并在肺部寄生而引起非特

异性的肺部症状。

临床特点

肺螨症的患者没有什么特殊的临床表现，轻的类似感冒和支气管炎，严重的类似肺结核、胸膜炎和哮喘等，主要表现为咳嗽、咳痰、胸闷、胸痛、气短、乏力、低热、烦躁、痰血和咯血等。少数患者早晚咳嗽剧烈，伴有背痛、头痛、头晕、腹痛、腹泻等症状。

由于肺螨症的表现特异性不强，因此常被误诊为支气管炎、肺门淋巴结核、肺吸虫病、肺结核、胸膜炎等病。

发病情况

有些螨类需要寄生在另一种生物体内才能存活，也有些可以自由生活。某些自由生活的尘螨可随着空气、水或食物侵入人体，经呼吸道寄生于肺部而引起肺螨症。本病有明显职业性，从事粮食及中草药贮存、加工、销售的人员和纺织工人的患病率较一般人群明显增多，一般报道为 5.3% ~ 17.9%。

Carter 等（1944 年）报道，斯里兰卡某医院的 28 名哮喘患者中有 17 人的痰液里发现了螨，作者开始以为是检测痰液的容器被污染，因为从病房尘样和空气样本中也能检测到同样的螨种。但是，作者严格地排除环境污染因素后，再次进行检测，结果仍然从痰液中检获了螨。用砷剂治疗的头几天，痰液中螨的数量急剧上升，表明肺内的螨被驱逐，随后 2 个月，螨数量下降，患者症状也减轻了。之后很多研究都得出了类似的结果，还有学者在痰液标本中分别检出了成螨、卵及幼螨。我国首例人体肺螨症的报道出自河北高景铭 (1956) 的研究，他从 1 例支气管扩张患者痰液中检获了食酪螨和跗线螨。此后报道的病例越来越多。

肠螨症

致病因素

是由某些自由生活的螨类随其污染的食物被人食入后，寄生于肠道而引起的以消化系统症状为主的疾病。粉尘螨、腐食酪螨、甜果螨等引起的肠螨症均有报道。

临床特点

轻者可以没有什么症状，也可以不治自愈，严重的则可出现腹泻、腹痛、腹部不适、全身无力和精神不振等症状。临床上常被误诊为过敏性肠炎、神经性肠炎、阿米巴痢疾或其他肠道寄生虫病。

发病情况

糖果螨可引起肠螨症，在 200 多年前就已经被发现，当时这种螨被瑞典博物学家林奈命名为"痢疾粉螨"，即能引起痢疾的一种粉螨。近代研究证实，甜果螨是人类胃肠病的诱因之一。甜果螨分布广泛，对食糖、干果、蜜饯等甜食品的危害严重。食糖保管不善很可能滋生糖果螨，甜果螨大量繁殖，甚至可使食糖成为半流体。我国本未有甜果螨，据推测，这种螨很可能是 20 世纪 60 年代，随古巴进口砂糖传入国内。直至 2006 年，仍然从古巴进口的砂糖中检测到甜果螨污染。

尿螨症

致病因素

是由某些自由生活的螨类侵入机体并寄生于人体泌尿系统而引起的一类疾病。跗线螨、长食酪螨、粗脚粉螨、家食甜螨引起的尿螨症均有报道。

临床特点

主要表现为夜间遗尿、尿频和尿路刺激等症状，少数患者表现为血尿、蛋白尿、尿痛、发热及全身不适等症状。

发病情况

我国学者多次报道肾炎患儿尿液中检出螨类的病例。有专家指出尿螨症与职业的关系，从事中药材、粮食储藏和加工行业者尿螨阳检率最高，高达 7.05%。可能是因为储藏中药材和粮食的仓库是螨类滋生较集中的场所。

其他非特异性螨病

尘螨可通过不同途径侵入人体并寄生，引起局部症状，除了前述的肺螨症、肠螨症、尿螨症外，还有一些其他部位寄生螨病。

解放军第 208 医院于 1981 年 11 月，曾诊治外耳道及乳突根治腔内感染并滋生粉螨科螨类 1 例。

台湾阳明大学附属医院报道了 1 例外耳道寄生螨。患者为 70 岁男性，外耳道瘙痒 2 月余，听力没有受损，也无耳鸣、耳漏现象，耳镜检查发现大量屋尘螨，包括卵、雌螨、雄螨，文章刊载于国际著名的新英格兰医学杂志（2012 年 10 月 4 日）。

常东平等（1998）报道阴道螨症 2 例，患者的典型症状为阴道奇痒、白带增多、腰痛、腹痛并有下坠感，取阴道分泌物检出螨体。

第三部分

尘螨过敏怎么办

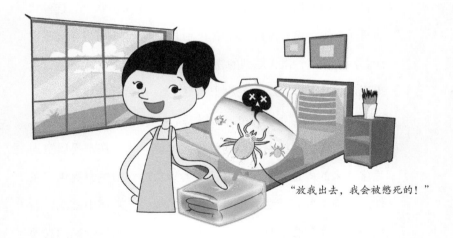

"放我出去，我会被憋死的！"

第5章　尘螨过敏原

什么是尘螨过敏原

过敏原为通俗用语，变应原或致敏原为医学术语，是指诱导机体发生过敏反应的抗原（蛋白质或酶类物质）。人体第一次接触过敏原后，具有过敏体质的机体处于致敏状态，这种状态可长可短。当人体再次接触相同过敏原后，方可发生过敏反应。因此，第一次接触到的物质不会过敏，反复的接触后，可出现过敏性症状，且反复接触后，症状一般会逐渐加重。

随着人们生活水平的日益提高，空调、加湿器、地毯、墙纸、皮毛、羽绒制品等物品进入家庭，我们在享受居室现代化带来的舒适生活的同时，也为螨虫的繁衍生息提供了条件。尘螨主要在地毯、沙发、软垫、枕头、被褥中滋生，储藏物螨类在贮存的食品和粮食中繁殖。这些家庭尘螨的粪便颗粒、唾液、尸体碎片、蜕皮等都是可以引起过敏的过敏原。当我们打扫地面、铺床时，这些又小又轻的过敏原就悬浮在空气中散播，被过敏体质者吸入肺内，产生特异性的抗体，当机体再次接触它们时，就会发生过敏反应，患上各种过敏性疾病。

小资料

　　过敏性疾病的发病率在全世界范围内呈不断上升趋势，从 1960 年的 3% 增加到现在的 30%，有些国家和地区发病率更高，在我国已高达 37.73%。

　　过敏已成为现代生活中不可忽视的健康问题，导致过敏反应的过敏原包括花粉、真菌孢子、家庭螨类、动物上皮组织和其他一些侵犯呼吸道黏膜的物质。其中家庭螨类中的尘螨是最主要的过敏原之一，有 60% ～ 80% 的过敏性疾病患者对尘螨过敏，甚至在有些地区，超过 80% 的儿童或青年哮喘患者对尘螨变应原呈阳性反应。

　　作为一种生物体，尘螨可以产生许多种蛋白质和其他的大分子物质。人们在尘螨体内检测出 60 多种成份能与血清抗体 IgE 结合，按其发现顺序先后依次命名为第 1 组分、第 2 组分……已命名了 37 种组分，其余组分还不清楚。其中第 1、第 2 组分为主要过敏原，可与 50% 以上过敏性疾病患者血清 IgE 发生反应，且平均滴度达到 50ng/ml 以上；第 4、5、7 组分特异性 IgE 结合率均达到 10% 以上，被认为是中等效价过敏原组分。绝大部分尘螨过敏原为蛋白酶、胰蛋白酶、糜蛋白酶、淀粉酶、胶原酶、几丁质。螨中肠细胞分泌的蛋白消化酶对消化和降解人体皮屑及其他食物具有重要的作用，在尘螨粪便颗粒中可检测到这些酶类。

最近的研究显示，尘螨患者肠道里滋生有大量的细菌，就像人类肠道共生菌一样。这些细菌的蛋白质，也可以引起人体过敏。

尘螨过敏原的检测方法

有两种方法用于室内尘螨过敏原的检测，一种方法是显微镜下计数和鉴定螨种，另一种方法是用单克隆抗体建立免疫化学方法检测尘螨、储藏物螨类主要过敏原浓度以及其鸟嘌呤含量。

通过监测居住环境中尘螨过敏原含量、对过敏原环境暴露水平进行评估，是对过敏高危人群制定防螨措施的参考依据。当室内没有足够的尘螨滋生时，患者也不会出现过敏症状，当减少和清除居室环境滋生的螨类时，患者在低水平的尘螨环境中可减轻症状和减少发作。

第6章 尘螨过敏的诊断

　　尘螨引发的过敏性疾病在全球非常普遍。据文献报道，全球人口总数的 10% 对尘螨过敏，这一庞大数字绝不容忽视。特别是屋尘螨和粉尘螨，是诱发过敏性鼻炎和哮喘的重要因素，但是鼻炎和哮喘患者中接受过敏原诊断的并不多。资料显示，欧洲 6 个国家中的过敏性鼻炎患者中，有高达 45% 的人从未接受过敏原诊断。我国这方面的数据目前还是空白。

　　世界过敏反应组织（World Allergy Organization, WAO）于 2011 年发表了过敏性疾病白皮书，详细描述了过敏原的检测方法，见表 1。

表 1　尘螨过敏性疾病的诊断方法

方　　法	指　　标
病史 / 体检	症状结合过敏原暴露史分析
体内试验（皮内试验或皮肤点刺试验）	检测血清螨特异性 IgE
体外特异性 IgE 检测	检测血清螨特异性 IgE

续表

方 法	指 标
器官激发实验（经过鼻黏膜、结膜或气道）	体内再现过敏原激发症状
斑贴试验	诊断接触性皮炎和其他 IgE 诱导的过敏反应
血清总 IgE 检测	非特异性指标
血清类胰蛋白酶	非特异性指标
嗜碱粒细胞检测	过敏原诱导的嗜碱粒细胞活化量和中间体的释放
嗜酸性细胞阳离子蛋白测定	非特异性指标
嗜酸粒细胞和其他生物指标	非特异性指标
其他方法	肺功能检查、支气管镜检查法、呼出气一氧化氮
环境检查	检测环境中的过敏原数量

临床评估

对于尘螨过敏性疾病的诊断，首先要进行临床评估，详细了解患者的症状、环境暴露史以及体格检查情况。一旦证实患者的表现符合过敏性疾病的临床表现，就应考虑进行过敏原检测，也就是过敏原特异性诊断，包括体内特异性诊断

（如皮肤点刺试验，SPT）和体外特异性诊断（如过敏原特异性 IgE 检测）等。

患者的症状和病史起重要作用，过敏原检查阳性并不说明一定就是过敏，多达 25% 的受试者过敏原特异性 IgE 检测或皮肤点刺试验中表现为阳性，但并没有任何过敏症状。因此，症状和病史是过敏原诊断的基础。简言之，尘螨过敏性疾病的诊断要依据症状和病史、体内诊断、体外诊断相结合进行。

体内特异性诊断

皮肤试验

1. 皮肤点刺试验

临床意义

皮肤点刺试验是目前公认的方便、经济、安全、有效的过敏原诊断方法，其优点为安全性及灵敏度均高，而且患者痛苦小。因此，皮肤点刺实验虽存在一定缺点，如假阳性比重较大，但由于安全性高、不良反应少，临床上确认或怀疑尘螨过敏时一般都会进行皮肤点刺试验。

试验部位

前臂的上背面或掌面。试验部位不应在手腕部 5 cm 以内或肘窝 3 cm 以内的部位进行。每种过敏原的试验部位都应距离另一种过敏原试验部位至少 2 cm 以上，以防止邻近过敏原干扰这种过敏原的反应。

试验方法

先将一滴过敏原提取物滴在皮肤上，然后用点刺针以与皮肤呈45°～60°的角度将皮肤刺破（不刺破真皮，不会出血，也不会痛），使表皮上出现一个小的破损，这样就可以使过敏原溶液渗透进去。多余的过敏原提取物可用纱布或纸巾擦去。同时用生理盐水作阴性对照，用组胺做阳性对照。

结果判定

15 ～ 20 min 后观察皮肤反应，记录风团和红晕的大小。无反应或与阴性对照相同者为阴性结果，标记为（-）；如果点刺部位呈现淡黄色皮丘，其周围有红晕，为阳性结果，皮肤反应强度为阳性对照风团 1/4 以上者为 (+)，等于或大于阳性对照风团 1/2 者为 (++)，与阳性对照风团相似的为 (+++)，大于阳性对照风团 2 倍者为 (++++)，见图 14。

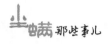

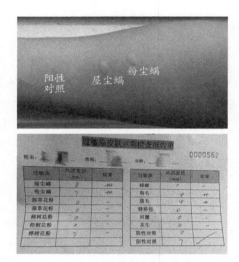

图 14 皮肤点刺试验

(注：皮肤点刺图片及报告单由南京儿童医院田曼教授提供)

2. 皮内注射试验

临床意义

采用皮内注射试验的主要目的是为了提高诊断的敏感性。尽管使用皮内试验出现全身性副反应多于皮肤点刺试验，但仍然属于少见。

试验部位

前臂掌侧下段。

试验方法

与皮肤呈 5°的角度刺入皮肤，待针头斜面完全进入皮内，放平注射器。用紧绷皮肤的手固定针栓，尽可能浅地注入过敏原提取物，使局部形成 2～3 mm 的皮丘，迅速拔针，不可按压局部。

结果判定

注射提取物后，观察 15 min，查看注射部位并记录。查看得到的最终结果要与风团起始大小进行比较。目前已经使用的定量分级系统分为 0—4+ 级，这里的 0 表示无反应，2+ 表示有红晕并有 <3 mm 的风团，4+ 表示有红晕并有 >3 mm 且有伪足的风团。

这可能会引起歧义，因为 2+ 反应实际上是阴性的。考虑到准确度，风团和红晕的直径都以"mm"进行计量并记录。任何大于阴性对照的反应都表示有特异性 IgE 抗体存在，因为敏感性增高，阳性反应程度轻被认为不具有临床意义。当试验部位风团直径比初始或阴性对照风团直径 >3 mm，许多变态反应科医师即判定试验阳性。

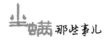

3. 斑贴试验

临床意义

诊断性斑贴试验的主要目的是寻找过敏原，确定其临床的相关性，指导患者在今后的生活和工作中避免接触有相同或相似分子结构及功能基团的物质，从而避免变应性皮肤病的发生和恶化，是机体预防迟发型接触性过敏性皮炎的重要措施。斑贴试验诊断尘螨吸入性过敏原的特异度高。斑贴试验可分为封闭型斑贴试验和开放型斑贴试验。封闭型斑贴试验适用绝大多数试验物，但对于一些刺激性大、不易封闭包扎的物质（例如香水等）可采用开放型斑贴试验。

试验部位

常选用背部、上臂或前臂屈侧，见图 15。

试验方法

封闭型斑贴试验 斑贴试验宜在皮炎的急性期消退后 1～2 周进行。将斑贴试验测试器（斑试器）标好顺序，将被试物稀释至规定浓度，加入斑试器内，然后用胶带贴敷于上臂或前臂屈侧，用手掌轻压几次，使之均匀贴敷于皮肤上。48 h 后去除斑试胶带，间隔 30 min，待斑试器压痕消失后判读结果。

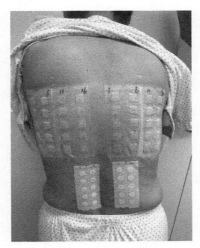

图 15　尘螨斑贴试验

[注：图片由中国医学科学院皮肤病医院（研究所）皮肤科姚煦教授提供]

开放型斑贴试验　一般试验物不需要稀释而直接涂布于受试部位，面积 5cm×5cm，受试部位应保持干燥，避免接触其他外用制剂，后将试验物 0.3 ～ 0.5 ml 每天 2 次均匀地涂在受试部位，连续 7 天，每日观察局部皮肤反应，避免在试验时水洗或揉搓皮肤。在此过程中如出现皮肤反应，应根据具体情况决定是否继续试验。

结果判定（见表2）

表2　斑贴试验皮肤反应评判标准表

反应程度	评分等级	皮肤反应
–	0	阴性反应
±	1	微弱红斑、皮肤干燥、褶皱
+	2	红斑、水肿、丘疹、风团、脱屑、裂隙
++	3	明显红斑、水肿、水疱
+++	4	重度红斑、水肿、大疱、糜烂、色素沉着或色素减退、痤疮样改变

4. 皮肤划痕试验

临床意义

皮肤划痕试验是所有皮肤试验中最古老的和最简单的方法，是皮肤科常用的物理检查方法，也是最安全的一种方法，主要是检测机体对某种过敏原是否过敏。在临床中常用于荨麻疹、特异性皮炎、药物性皮炎和食物过敏的辅助诊断。

试验部位

上臂外侧或背部皮肤。

试验方法

用针尖在皮肤上划一条或两条 0.5 ～ 1.0 cm 长的条痕，

划痕深度以不出血为限，将过敏原提取物滴于其上，并轻擦之，并设一阴性对照（即不加任何过敏原提取物作为对照）。同时用多种过敏原提取物做试验时，划痕间应有 4～5 cm 的距离。

结果判定

在试验后 20 min 观察结果，并与风团起始大小进行比较。阴性：无红斑或风团，与阴性对照组相同；可疑为水肿性红斑或风团：直径 < 0.5 cm；弱阳性：风团有红晕，直径 0.5 cm；中阳性：风团红晕明显，直径为 0.5～1.0 cm，无伪足；强阳性：风团有显著红晕及伪足，直径 > 1 cm。划痕试验为阴性时，不能证明其不存在过敏性，应继续观察 3～4 天，必要时，3～4 周后重复试验，或者还可改用皮内试验及其他方法继续明确诊断。

眼结膜试验

临床意义

眼结膜试验属于激发试验，在过敏性结膜炎诊断、呼吸变态反应中广泛应用，其诱发症状绝大多数仅限于眼与鼻部，对诊断尘螨过敏原所致过敏性结膜炎具有实用价值，特别适宜于儿童过敏性结膜炎。眼结膜试验诊断具有较高的敏感性、特异性和有效性，其准确率比皮肤试验法高。

其缺点是操作慢，费时多，因为一次只能做一种过敏原实验；且由于发生阳性反应会使患者感觉异常不适，现很少采用。

试验部位

眼结膜。

试验方法

用无菌滴管将灭菌过的 1∶1000 过敏原浸液滴一滴在一只眼的结膜囊内，另用配制过敏原浸液的稀释液放入另一眼内作为对照试验。如 5 min 后无反应，可在同一眼中再点一滴 1∶100 过敏原浸液。再观察 5 min，如仍无反应，然后再改用 1∶10 过敏原浸液。倘在 5 min 后仍无反应，可用干粉进行试验。一般用牙签末端取微量纯净干粉，放在下眼睑结膜上，让患者闭上眼睛片刻，然后进行观察。

结果判定

任何浓度的变应原溶液或粉末试验均无反应为阴性。若结膜在任何这些溶液或粉末冲洗后，持续 5 min 以上的充血和红斑，即被认为阳性反应。

　　阳性反应中分以下等级：当巩膜和眼睑结膜轻度充血，伴有泪阜红肿为阳性；较弥散和强烈的巩膜发红，并伴有血管明显突起为中阳性；结膜和泪阜水肿为强阳性。

体外特异性诊断

过敏原特异性 IgE 检测

临床意义

　　人血浆内的免疫球蛋白是具有抗体活性的动物蛋白，可分为五类，即免疫球蛋白 G（IgG）、免疫球蛋白 A（IgA）、免疫球蛋白 M（IgM）、免疫球蛋白 D（IgD）和免疫球蛋白 E（IgE）。lgE 是正常人血清中含量最少的免疫球蛋白，可以引起过敏反应，能与某种过敏原特异性结合的 IgE，称特异性 IgE，是一种抗体。过敏原特异性 IgE 检测是诊断变态反应性疾病最常用的体外试验方法之一，可用于尘螨过敏原引起的过敏性疾病的诊断，尤其适用于有皮肤点刺试验禁忌证者或皮肤划痕症患者，具有特异性强、敏感性高的优点，对寻找过敏原有重要意义。

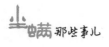

试验方法

放射变应原吸附剂试验（RAST）：将纯化的变应原与固相载体结合，加入待检血清及参考对照，再与同位素标记的抗 IgE 抗体反应，然后测定固相的放射活性，通过标准曲线求出待检血清中特异性 IgE 的含量，或在标本放射活性高于"正常人测定值均数 + 3 倍标准差"时判为阳性。

酶联免疫测定法：试验原理及步骤基本同 RAST，仅是最后加入酶标记的抗 IgE，利用酶底物进行显色。测定结果的表示也与 RAST 相同。

结果判定

正常：血清 IgE 正常值为 0.1 ~ 0.9 mg/L。

异常：血清中过敏原特异性 IgE 水平仅能说明个体对已测过敏原的敏感性，但不能仅依靠检测血清中的过敏原特异性 IgE 水平做判断，而必须结合临床病史和其他诊断手段才能确诊过敏症。

过敏原组分诊断

迄今为止，无论是体外还是体内诊断过敏性疾病的方法均采用变应原粗提浸液混合物。采用这种粗提浸液，可以鉴定出患者对某种螨虫过敏，但无法明确引起过敏的到底是哪种过敏原蛋白，因此特异性相对不足。

过敏原组分诊断，采用纯化或重组的单一过敏原蛋白，可以明确引起机体疾病的过敏原组分，明确每个患者对粗提浸液混合物中不同变应原的特异性 IgE 反应滴度，监测免疫治疗效果以及时调整变应原的剂量和种类，或许更有利于区分多重过敏和交叉反应，也能在一定程度上克服传统诊断的缺点、不足。

其他体外试验方法

除了血清特异性 IgE 检测和过敏原组分诊断外，还有其他几种检测方法可用于尘螨过敏原的诊断。

血清总 IgE 水平检测

血清总 IgE 水平可明确过敏性疾病存在，其检测对于某些临床病例非常有用。在非过敏性和过敏性人群的血清总 IgE 之间有广泛重叠，血清总 IgE 水平正常的人可能也会有某种过敏原特异性 IgE 抗体，因此也会出现过敏性疾病。健康儿童血清 IgE 浓度均值会逐渐增高，一直到 15 岁；然后在生命中的第 8 个 10 年内会降低。因此血清总 IgE 水平的临床使用价值受制于年龄依赖性的浓度以及过敏性疾病与非过敏性疾病患者之间 IgE 水平的差异。

血清类胰蛋白酶检测

类胰蛋白酶在血液中含量很低，一般不易检测。但当机体过敏时，血液类胰蛋白酶含量会急剧增多。因此，血清中类胰蛋白酶的含量检测可应用于变态反应性疾病的诊断，例如支气管哮喘、过敏性休克、荨麻疹、全身变态反应等。

细胞因子检测

在正常的免疫应答过程中，各种相关的细胞因子通常协调和谐。而在某些情况下，某种或某些细胞因子可能表达为亢进或是缺乏，导致机体发生病理性改变。在国内外，对过敏患者体内细胞因子的变化进行广泛测定，获得了许多有价值的资料，但细胞因子特异度较差，且半衰期短，是否可作为变态反应性疾病严重程度和疗效评价的方法，至今尚未有定论。

尘螨过敏的治疗

世界过敏反应组织（World Allergy Organization，WAO）在其关于过敏免疫治疗的指导文章中，明确指出，针对过敏性疾病患者，需要强调"四位一体"的综合治疗方案：包括患者教育、避免接触过敏原、适当的对症治疗以及免疫治疗。总体来看，"四位一体"的治疗概念是最经济实惠、最佳的过敏治疗方案。

避免接触过敏原

部分过敏原规避相对可以做到，并且花费不多，比如定期清洗床上用品。医生一直建议患者尽可能避免接触过敏原，做好个人和环境卫生，但是要想做到完全避免过敏原是不太可能的。通过避免接触过敏原并不能有效缓解患者的症状，也没有单一或综合的方法可以显著降低螨虫过敏原暴露水平。但是有鼻炎或哮喘遗传倾向的孩子避免接触螨虫过敏原可能是有利的。

对症药物治疗

治疗过敏疾病的常用药物有以下几种。

● 抗组胺药物：能快速缓解由组胺释放引起的流涕、喷嚏、鼻痒及眼部症状，是过敏性鼻炎患者的首选治疗药物。

● 糖皮质激素：是一类甾体激素，具有抗炎、抗过敏、抗休克及调节物质代谢等多种作用，广泛用于大量疾病的治疗，在哮喘治疗中占有重要地位。

● 支气管扩张剂：具有松弛气道平滑肌，减轻气道黏膜充血水肿、缓解气道痉挛的作用。

● 抗白三烯药物：白三烯是过敏反应的重要炎性介质，可引发气道平滑肌收缩及炎性反应。抗白三烯药物是可抑制哮喘炎症过程中的一种介质，与糖皮质激素的广泛抗炎作用相比，其作用相对弱，主要作为控制治疗的联合用药。根据不同疾病，可以参考相关专业的诊疗指南。对症药物治疗不是对因治疗，只能控制症状（也有很多患者采用药物治疗并不能很好控制其症状），而不能真正"治愈"疾病，停药后，患者症状会重新出现。

过敏原特异性免疫治疗（脱敏治疗）

过敏原特异性免疫治疗，旧称脱敏治疗、减敏治疗，是通过给患者连续注射或通过其他途径给予诱导其过敏反应的过敏原，并逐渐递增剂量，从而增强患者对此类变应原的耐受性，达到减轻或消除症状的目的。目前认为，过敏原特异性免疫治疗是唯一可以改变过敏性疾病自然病程的治疗措施。

目前，特异性免疫治疗主要用于尘螨过敏引起的过敏性鼻炎、哮喘，不仅能降低患者症状，还可以减少患者对症药物的使用。更为重要的是，特异性免疫治疗还有预防疗效和长期疗效，即可以预防鼻炎发展为哮喘，也可以预防患者从单一过敏发展为多重过敏，并且停药后长期有效。有许多报道证实，特异性免疫治疗对于尘螨过敏引起的特异性皮炎也有治疗效果。还有报道称，特异性免疫治疗对于尘螨过敏引起的过敏性结膜炎有治疗效果。

虽然特异性免疫治疗效果明显，但目前鼻炎和哮喘患者接受的比例还很低，主要原因是疗程长、患者依从性低。

临床使用的免疫治疗途径包括皮下注射、舌下含服、口服。其中，皮下和舌下给药是免疫治疗的主要方式，口服片剂具有良好的应用前景，但尚未普及。皮下免疫治疗疗程一般在 3 年左右，分为剂量累加阶段和剂量维持阶段，依据患者个体的反应性不同，最佳维持剂量可酌情调整。

家庭尘螨的防治措施

　　前面提到，由于床垫、枕头、被褥、布艺沙发、地毯、毛绒玩具等与人体接触的机会多、时间长，具有较多的人体头屑、皮屑，且温度、湿度相对较高，因此这些用品是家庭尘螨繁衍和栖居的主要场所。我们可以采取相应的措施，控制尘螨及过敏原水平，以尽量减少或消除尘螨对人体的危害。

　　家庭尘螨控制的目标：

　　（1）减少活尘螨的总量；

　　（2）降低尘螨过敏原的水平；

　　（3）减少人对尘螨及其过敏原的暴露。

　　下面，我们一起来看看有哪些方法可以控制尘螨及其过敏原吧。

保持室内通风、干燥，尽量减少灰尘

　　尘螨必须从环境周围获取足够的水分才能得以存活和繁衍，因此，将相对湿度控制在50%以下是控制尘螨最常用的方法。试验表明，在相对湿度40％～50％、温度

25 ～ 34℃的环境中，成年螨会在 5 ～ 11 天内脱水死亡。许多研究表明，在干燥地区很少存在尘螨和尘螨过敏原，但如果采取措施提高相对湿度后螨类又得以大量存活。有些地方，每个家庭之间仅仅因为湿度不同，可能存在优势螨和优势螨过敏原水平的差异。

室内使用高性能吸湿机和空调机可有效降低相对湿度，在这种条件下，新地毯、床垫、枕头、沙发等处也无法满足尘螨的生存需求，尘螨会相继死亡。当然，活螨数量的减少并不意味着尘螨过敏原水平的下降，因此，还要在这些地方做好吸尘、清洁，经常通风换气，以减少过敏原的蓄积。在安装空调并铺设地毯的房间，应特别注意居室的通风、换气。

选购质量好的床垫、沙发等填充式家居用品

床垫、沙发、软垫等是尘螨理想的栖息、繁殖场所。因此购买这些填充式家居用品时，应尽量选购填充物经过严格消毒的家居用品。如果经济条件允许，尽量选购抗尘螨床垫，这种床垫是人造纤维或泡沫塑料，缺乏尘螨赖以生存的食物和营养物质，而且填充物也经过了严格的消毒，尘螨不能在其中生长、繁殖，因而能够达到"抗尘螨"的效果。

另外，对于这些填充式的家居用品，可使用包装套，以阻止尘螨的进入和它在里面繁殖。包装套主要从材料和孔径大小两方面来考虑：材料可选由塑料、透气材料、很细的织物纤维或非织物合成材料制成的；包装套材料孔径 ≤ 20 μm 时，几乎可阻止所有尘螨通过，< 10 μm 可减少尘螨过敏原通过的能力。因此，理想的材料应该是舒适、透气、紧密的织物，这样的织物可渗透蒸汽并能阻止螨和螨过敏原通过。

更换、清理地毯

地毯，特别是地毯下面，也是家庭尘螨理想的栖息场地。因此在潮湿地区，采用抛光木地板、乙烯树脂地板、地板砖等铺设的地面，尽量少用地毯。

如果家庭不愿意或经济上不允许更换地毯，要经常清理地毯，并且上下两面都要清理。应该每周真空吸尘一次，并经常更换吸尘器的储尘袋。即使这样也只能去除表面的尘螨和过敏原，而不能显著减少活螨的数量，也不能去除深藏的过敏原。因此真空吸尘一般用在杀死尘螨后，以去除死螨和过敏原。必要时可清洗地毯，并在日光下进行晾晒。

也有人建议蒸汽清洁地毯，如果温度足够高，确实可杀死尘螨并能去除表面的过敏原。然而，蒸汽清洁穿透地毯的深度有限，不能有效清洁地毯垫或家装织物纤维的关键层，而这些地方正是大量尘螨隐藏之处。事实上，蒸汽清洁可能在这些地方残留水分而促进尘螨的生长和繁殖，从而产生反作用。

勤洗勤换衣物和床上用品

衣物和床上用品（包括被套、褥套和枕头套等）要经常清洗，并在阳光下晒干。不能用水清洗的被、褥等物，要定期清除灰尘，最好在太阳光下晾晒。

普通洗衣粉在 25℃和至少浸泡 5 min 的条件下，可去除绝大多数尘螨，我们平时的洗涤就可以轻易地做到这些。

每周用 55℃及以上的热水洗涤可杀死尘螨和去掉绝大多数尘螨过敏原，一般的滚筒洗衣机都可以做到。

用温水或冷水清洗不能杀死绝大多数尘螨，但是，可去除绝大多数过敏原，因为绝大多数的过敏原都是水溶性的。

干洗也是杀死尘螨的有效方法，但是，不能去除所有的过敏原。

暴晒、烘干、真空除螨

太阳好的时候，将需要除螨的物品放在日光下暴晒，或放入一个黑塑料袋中扎紧袋口暴晒，可使物品相对湿度下降而温度上升，促使尘螨因高温和脱水而死亡，这是一种有效的控制方法，既简单又安全。

如果是阴天，则可用烘干机除螨。在温度大于 55 ℃的烘干机中维持 10 min，所有尘螨都可被杀死，在晾晒条件不好的地区，烘干机除螨简单易行。

对于需要较长时间储存的衣物，可以用抽真空的收纳袋存储，没有了空气，螨虫也一样不能生存。

选用人造海绵枕芯

蒲绒是一种由香蒲花穗上白色绒毛制成的植物材料，能够为螨类的生长和繁殖提供营养和食物，如果以未严格消毒的蒲绒作为枕芯，长期使用后会有尘螨滋生。故应尽量选用由人造海绵或其他合成材料制成的枕芯，这种枕芯材料中没有可供尘螨生长的营养物质，可防止螨类的生长和繁殖。

选用轻薄、易清洁的窗帘

尽量选用光滑、轻薄、易洗涤的面料制作窗帘，并且不宜太过厚重。这样的窗帘不仅容易洗涤，而且减少了静电吸附灰尘、人体脱落皮屑和人造短纤维等物质的风险，可降低尘螨滋生的可能性。此外，也可选用易清洗的塑料百叶窗帘。

清理居室中多灰尘的"死角"

床下、沙发下、衣柜底下、空调过滤网等容易积累灰尘的角落，均应经常打扫，清除积尘，以消除尘螨生存的小环境。

冷冻软玩具和小件物品

在温度低于−23℃时，尘螨体内的水分就会形成冰晶而导致其死亡，在−20℃放置 30 min，尘螨死亡率为 100%。提示标准的室内冰箱可用于杀死相对小的物品中的尘螨，如玩具、枕头和不能用热水洗涤的衣物中的尘螨。在家里冰箱冷冻后，可清洗这些物品以去除死螨和过敏原。

在寒冷地带将床垫和枕头在室外放置 24 h 也是一个人们

推荐的杀螨方法。

食糖等甜食制品不能储存太久

食糖、干果、蜜饯等甜食品的储存时间不要太长。在食用甜食制品之前，要认真辨别储藏容器中是否有小白点样生物爬动。对于盛装糖品的容器要定期进行彻底清洗和烘干，要待到完全干燥后方可储藏食糖或甜食制品。

饼干盒要定期清理

对于存放饼干、糕点的薄铁皮或塑料制的容器要定期进行彻底的清理、洗涤和烘干，完全干燥后方可存放食品。有婴幼儿、儿童的家庭，尽量不要把饼干容器放在床边，谨防尘螨爬到床上"叮咬"孩子娇嫩的皮肤。

化学除螨

20 世纪 80 年代开始，各类含有杀虫剂和杀螨剂的喷雾剂、泡沫剂、粉剂和涂抹剂应运而生，但多数都没被广泛使用或不再可用。目前使用的杀螨剂主要包括苯甲基苯甲酸脂、四水合八硼酸二钠、钍试剂、二氯苯醚菊酯（扑灭司林)、变性剂(鞣酸)等。

　　使用化学制剂去除尘螨及其过敏原的结果是不一致的。一些研究表明能够减少过敏原浓度,另一些研究显示效果不好。

　　另外,室内使用化学除螨制剂的安全性也是人们所担心的问题,要选用对环境无害、对人体安全的杀螨制剂。

主要参考文献

[1] 尹佳.中国变态(过敏)反应专科建设与展望 [J].中华临床免疫和变态反应杂志，2016，10(3):187-190.

[2] Global Initiative for Asthma. 2018 GINA Report，Global Strategy for Asthma Management and Prevention [R/OL].[2018-05-20]. https://ginasthma.org/gina-reports/.

[3] 沈莲，孙劲旅，陈军.家庭致敏螨类概述 [J].昆虫知识，2010，47(6): 1264-1269.

[4] 崔玉宝，何珍，李朝品.居室环境中螨类的孳生与疾病 [J].环境与健康杂志，2005，22(6):500-502.

[5] CUI Y B. When mites attack: Domestic mites are not just allergens[J]. Parasites and Vectors，2014，7: 411.

[6] 崔玉宝.尘螨的生物学、生态学与流行概况.国外医学寄生虫病分册 [J]，2004，31(6):277-281.

[7] 苏楠，林江涛，王文雅，等.我国八省市重症支气管哮喘患病情况的现状分析 [J].中华内科杂志，2016，55(12):917-921.

[8] 皇惠杰.儿童气道过敏性疾病中肺通气功能检测临床应用的研究进展 [J].国际儿科学杂志，2018，45(3):188-191，195.

[9] 陈智荷.崔玉霞.过敏性疾病与注意力缺陷多动障碍研究进展 [J].贵州医药，2017，41(4):420-423.

[10] 王鹏.支气管哮喘药物治疗现状及进展分析 [J].实用中西医结合临床，2018，18(3):176-177.

[11] 王翠娟，楼正青，余丽阳，等.医用床垫拍晒控螨的效果观察 [J].浙江临床医学，2013，15(5):767-768.

[12] 洪勇，柴强，湛孝东，等.储藏中药材龙眼肉孳生甜果螨的研究 [J].中国血吸虫病防治杂志，2017，29(6):773-775.